José Eugenio Chafloque Capuñay

Modulación de la Microbiota Intestinal en la Depresión

José Eugenio Chafloque Capuñay

Modulación de la Microbiota Intestinal en la Depresión

Modulación de la Microbiota Intestinal con Enfoques No Farmacológicos en la Depresión

Editorial Académica Española

Imprint

Any brand names and product names mentioned in this book are subject to trademark, brand or patent protection and are trademarks or registered trademarks of their respective holders. The use of brand names, product names, common names, trade names, product descriptions etc. even without a particular marking in this work is in no way to be construed to mean that such names may be regarded as unrestricted in respect of trademark and brand protection legislation and could thus be used by anyone.

Cover image: www.ingimage.com

Publisher:
Editorial Académica Española
is a trademark of
Dodo Books Indian Ocean Ltd. and OmniScriptum S.R.L publishing group

120 High Road, East Finchley, London, N2 9ED, United Kingdom
Str. Armeneasca 28/1, office 1, Chisinau MD-2012, Republic of Moldova, Europe
Managing Directors: Ieva Konstantinova, Victoria Ursu
info@omniscriptum.com

Printed at: see last page
ISBN: 978-620-0-03722-0

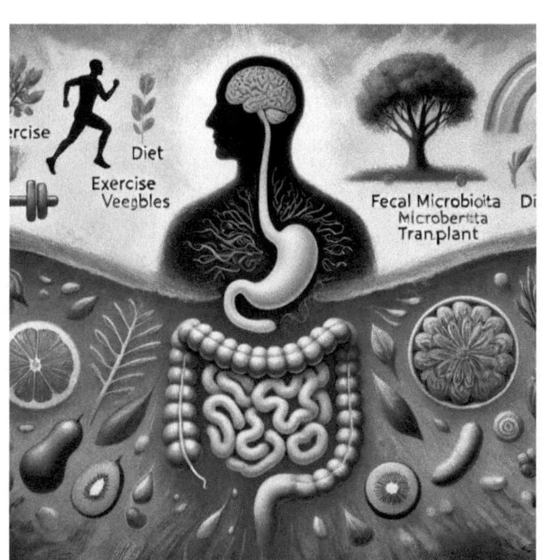

Modulación de la Microbiota Intestinal con Enfoques No Farmacológicos en la Depresión

Este libro explora la relación entre la microbiota intestinal y la depresión, destacando la eficacia de intervenciones no farmacológicas como la terapia cognitivo-conductual, el ejercicio y la nutrición. A través de una revisión exhaustiva de la literatura, se ofrecen nuevas perspectivas para el tratamiento de trastornos mentales, promoviendo la investigación continua en este campo.

JOSÉ EUGENIO CHAFLOQUE CAPUÑAY

PROLOGO

La relación entre la microbiota intestinal y la salud mental ha capturado la atención de científicos, médicos y profesionales de la salud en los últimos años. Este creciente interés no solo refleja un avance significativo en nuestra comprensión del cuerpo humano, sino también un cambio de paradigma hacia enfoques más integrales para el tratamiento de trastornos complejos como la depresión.

La inspiración para este libro surge de un caso particularmente revelador: una paciente de 67 años, cuya calidad de vida mejoró notablemente en tan solo 10 días gracias a un tratamiento basado en intervenciones no farmacológicas. A través de la modulación de su microbiota intestinal mediante probióticos, logró no solo estabilizar su estado de salud, sino también recuperar el sueño y equilibrar sus funciones cognitivas. Este caso subraya el enorme potencial de estas estrategias para transformar vidas y ofrece un punto de partida para explorar nuevas perspectivas terapéuticas.

En este libro, se presenta un análisis exhaustivo sobre cómo las intervenciones no farmacológicas, tales como la terapia psicológica, el ejercicio físico y la nutrición, pueden influir en la microbiota intestinal y su impacto en la salud mental. Cada capítulo se enfoca en desentrañar los mecanismos detrás del eje intestino-cerebro y cómo las terapias alternativas pueden contribuir a la mejora del bienestar psicológico y físico.

Dirigido a investigadores, profesionales de la salud y estudiantes, esta obra busca inspirar nuevas investigaciones, fomentar la práctica basada en evidencia y promover un enfoque interdisciplinario en el manejo de la depresión. Estoy convencido de que esta perspectiva integradora abrirá nuevas puertas hacia soluciones efectivas y sostenibles para quienes padecen este trastorno

PRESENTACIÓN

La investigación en el campo de la salud mental y la microbiota intestinal ha cobrado una relevancia sin precedentes en los últimos años, impulsada por la creciente comprensión de la compleja relación entre el bienestar psicológico y la salud intestinal. Este libro se presenta como un esfuerzo por compilar y analizar la evidencia actual sobre la eficacia de las intervenciones no farmacológicas en la modulación de la microbiota intestinal y su impacto en la depresión. La importancia de esta investigación radica no solo en su potencial para transformar la práctica clínica, sino también en su capacidad para ofrecer nuevas perspectivas sobre el tratamiento de trastornos mentales que afectan a millones de personas en todo el mundo.

A medida que avanzamos en la exploración de este tema, es crucial reconocer que la investigación no solo debe ser realizada, sino también difundida y aplicada en la práctica diaria. Sin embargo, no se ha encontrado evidencia que respalde la afirmación de que la lectura y comprensión de los hallazgos investigativos son fundamentales para los profesionales de la salud. Este libro invita a los lectores a sumergirse en el fascinante mundo de la microbiota intestinal y su relación con la salud mental, alentando a investigadores, clínicos y estudiantes a continuar explorando y contribuyendo a este campo en expansión. La motivación para investigar y comprender mejor estos vínculos es esencial para el avance de la ciencia y la mejora de la calidad de vida de aquellos que sufren de trastornos mentales. Por lo tanto, se espera que este libro no solo informe, sino que también inspire a futuras investigaciones y prácticas innovadoras en el ámbito de la salud mental.

Contenido

RESUMEN

Este trabajo explora la interconexión entre la microbiota intestinal y la depresión, con un enfoque en la efectividad de las intervenciones no farmacológicas para modular la microbiota y su impacto en la salud mental. La depresión es un trastorno mental altamente prevalente que afecta a millones de personas en el mundo, y estudios recientes sugieren que la microbiota intestinal desempeña un rol clave en su fisiopatología y tratamiento.

Diversas estrategias no farmacológicas han mostrado potencial en la reducción de los síntomas depresivos. La terapia cognitivo-conductual (TCC), ampliamente utilizada en el tratamiento de la depresión, ha demostrado mejorar el estado de ánimo y fortalecer la resiliencia psicológica. Paralelamente, la actividad física no solo tiene efectos beneficiosos en la salud mental, sino que también influye en la microbiota intestinal, favoreciendo una mayor diversidad microbiana y la producción de metabolitos con efectos neuroprotectores.

Por otro lado, las intervenciones dietéticas, incluyendo la administración de probióticos y prebióticos, emergen como estrategias prometedoras para mejorar el equilibrio de la microbiota y, en consecuencia, la salud mental. Sin embargo, su implementación aún enfrenta desafíos, tales como la variabilidad en la respuesta de los pacientes, la necesidad de mayor evidencia sobre sus efectos a largo plazo y la escasa integración en la práctica clínica debido a limitaciones en financiamiento y aceptación.

En conclusión, la modulación de la microbiota intestinal mediante enfoques no farmacológicos representa una vía innovadora y complementaria para el tratamiento de la depresión. Es fundamental continuar con investigaciones que permitan optimizar estas intervenciones y promover su inclusión en las estrategias terapéuticas convencionales, con el fin de mejorar la   de vida de los pacientes que padecen trastornos afectivos.

Palabras Claves: Microbiota intestinal, Depresión, Intervenciones no farmacológicas, Terapia cognitivo-conductual, Salud mental

ABSTRACT

This work explores the interconnection between the intestinal microbiota and depression, with a focus on the effectiveness of non-pharmacological interventions to modulate the microbiota and its impact on mental health. Depression is a highly prevalent mental disorder affecting millions of people worldwide, and recent studies suggest that the intestinal microbiota plays a key role in its pathophysiology and treatment.

Various non-pharmacological strategies have shown potential in reducing depressive symptoms. Cognitive-behavioral therapy (CBT), widely used in the treatment of depression, has been shown to improve mood and strengthen psychological resilience. In parallel, physical activity not only has beneficial effects on mental health, but also influences the intestinal microbiota, favoring greater microbial diversity and the production of metabolites with neuroprotective effects.

On the other hand, dietary interventions, including the administration of probiotics and prebiotics, emerge as promising strategies to improve the balance of the microbiota and, consequently, mental health. However, its implementation still faces challenges, such as variability in patient response, the need for more evidence on its long-term effects, and poor integration into clinical practice due to limitations in funding and acceptance.

In conclusion, modulation of the intestinal microbiota through non-pharmacological approaches represents an innovative and complementary way to treat depression. It is essential to continue research to optimize these interventions and promote their inclusion in conventional therapeutic strategies, in order to improve the quality of life of patients suffering from affective disorders.

Keywords: Gut microbiota, Depression, Non-pharmacological interventions, Cognitive-behavioral therapy, Mental health

MODULACIÓN DE LA MICROBIOTA INTESTINAL CON ENFOQUES NO FARMACOLÓGICOS EN LA DEPRESIÓN

José Eugenio Chafloque Capuñay[1]

INTRODUCCIÓN

La depresión es un trastorno mental altamente prevalente que afecta a millones de personas en todo el mundo, constituyéndose como una de las principales causas de discapacidad y una carga considerable para los sistemas de salud pública (Medina -Rodríguez et al., 2020). En los últimos años, ha aumentado el interés en la conexión entre la microbiota intestinal y la salud mental, particularmente en el contexto de los trastornos afectivos. La microbiota intestinal, definida como el conjunto de microorganismos que habitan en el tracto gastrointestinal, desempeña un papel fundamental en la regulación de múltiples procesos fisiológicos, como la modulación del sistema inmunológico y la síntesis de neurotransmisores (Zhang et al., 2021; Barandouzi et al., 2020).

Evidencia reciente indica que una alteración en la composición de la microbiota intestinal, conocida como disbiosis, puede estar implicada en el desarrollo de síntomas depresivos. Un metaanálisis reveló que los pacientes con depresión presentan un perfil microbiano alterado, lo que sugiere que la restauración de un equilibrio microbiano saludable podría representar una estrategia terapéutica prometedora (Barandouzi et al., 2020). Asimismo, la administración de probióticos ha demostrado mejorar el estado de ánimo y la función cognitiva en adultos mayores, reforzando la hipótesis de que la microbiota intestinal influye directamente en la salud mental (Kim et al., 2020).

El eje intestino-cerebro, un sistema de comunicación bidireccional entre el tracto gastrointestinal y el sistema nervioso central, constituye un mecanismo clave en esta relación (Siopi et al., 2020). Investigaciones recientes han identificado que la

[1]Lic. Biología, Parasitología y Microbiología - Universidad Nacional Pedro Ruiz Gallo, Master en Medicina y Salud Integrativa Avanzada - Universidad Tecnológica Tech, Especialista en Biorresonancia y Nutrición Ortomolecular - Universidad Europea del Atlántico, Profesional Terapeuta en Medicina Natural, Alternativa y Complementaria - Centro de Medicina Biológica Divina Esperanza, josechafloque4@hotmail.com. https://orcid.org/0009-0002-4642-1540.

estimulación del nervio vago, principal vía de conexión entre el intestino y el cerebro, podría mediar los efectos de la microbiota sobre la depresión. Esto sugiere que las estrategias dirigidas a modular la microbiota intestinal pueden tener un impacto positivo en el tratamiento de los trastornos afectivos (Zhang et al., 2020).

Además de los tratamientos farmacológicos convencionales, las intervenciones no farmacológicas, como la terapia cognitivo-conductual (TCC), el ejercicio físico y las modificaciones dietéticas, han mostrado eficacia en la reducción de los síntomas depresivos (Tamayo-Lopera, 2024). Estas estrategias no solo promueven el bienestar mental, sino que también pueden influir en la composición y funcionalidad de la microbiota intestinal. Por ejemplo, se ha observado que la actividad física regular no solo mejora el estado de ánimo, sino que también favorece la diversidad microbiana intestinal, lo que podría constituir un factor protector contra la depresión (Zhang et al., 2021; Lu et al., 2022).

Este libro tiene como propósito analizar en profundidad la relación entre la microbiota intestinal y la depresión, así como explorar el potencial de las intervenciones no farmacológicas para modular el microbioma y mejorar la salud mental. A través de una revisión exhaustiva de la literatura científica y la presentación de estudios de caso, se busca proporcionar una visión integral sobre cómo la modulación de la microbiota intestinal puede abrir nuevas perspectivas terapéuticas para el manejo de la depresión y contribuir a la mejora de la calidad de vida de los pacientes.

CAPITULO I: MICROBIOTA INTESTINAL E INTERVENCIONES NO FARMACOLOGICAS: GENERALIDADES

La microbiota intestinal es un ecosistema complejo compuesto por una amplia diversidad de microorganismos que residen en el tracto gastrointestinal y desempeñan funciones clave en la homeostasis del organismo. Este capítulo explora su papel fundamental en la digestión, la regulación del sistema inmunológico y la producción de metabolitos esenciales. Además, se analiza su interacción con el sistema nervioso central a través del eje intestino-cerebro, una vía de comunicación bidireccional que influye en el estado de ánimo y otros procesos neuropsicológicos.

Diversos factores, como la alimentación, el uso de fármacos y el estilo de vida, pueden modificar la composición y funcionalidad de la microbiota intestinal. Un desequilibrio en este ecosistema, conocido como disbiosis, se ha asociado con el desarrollo de diversos trastornos, incluida la depresión. En este contexto, las estrategias no farmacológicas han surgido como alternativas prometedoras para restaurar el equilibrio microbiano y favorecer la salud mental. Intervenciones como la terapia psicológica, la actividad física y la optimización de la dieta han demostrado efectos positivos tanto en la microbiota como en el bienestar emocional.

Este capítulo proporciona una base introductoria para comprender la relación entre la microbiota intestinal y los trastornos psicológicos, sentando las bases para un enfoque integral en el tratamiento de la depresión. A partir de esta exploración, se busca resaltar el potencial terapéutico de las estrategias no farmacológicas y su relevancia en el manejo de los desequilibrios microbianos asociados con los trastornos del estado de ánimo.

1.1 Definición y función de la microbiota intestinal

La microbiota intestinal se refiere al conjunto diverso de microorganismos, incluyendo bacterias, virus, hongos y protozoos, que habitan en el tracto gastrointestinal humano. Esta comunidad microbiana desempeña un papel fundamental en la salud y el bienestar del huésped, influyendo en procesos fisiológicos esenciales como la digestión, la absorción de nutrientes, la regulación del sistema inmunológico y la producción de metabolitos bioactivos (Logroño et al., 2021; Torres et al., 2022). La microbiota intestinal no solo contribuye a la homeostasis del organismo, sino que también actúa como un regulador clave en la interacción entre el intestino y el sistema nervioso central, formando lo que se conoce como el eje intestino-cerebro (Peñafiel & Pinos, 2023).

La composición de la microbiota intestinal es altamente variable y está influenciada por factores como la dieta, la edad, el entorno y el uso de antibióticos (Logroño et al., 2021). Un equilibrio adecuado de esta microbiota es crucial para la salud mental y física; sin embargo, la disbiosis, que se refiere a un desequilibrio en la composición microbiana, ha sido asociada con diversas condiciones patológicas, incluyendo trastornos psiquiátricos como la depresión (Klímová et al., 2020; Gomez, 2023). Investigaciones recientes han demostrado que la alteración de la microbiota intestinal puede afectar la producción de neurotransmisores, como la serotonina, que juega un papel crucial en la regulación del estado de ánimo (Klímová et al., 2020).

Además, se ha evidenciado que la microbiota intestinal puede influir en la respuesta inflamatoria del organismo. La inflamación crónica de bajo grado, que puede ser exacerbada por una microbiota desequilibrada, se ha relacionado con el desarrollo de síntomas depresivos (Klímová et al., 2020; Gomez, 2023). Por lo tanto, la modulación de la microbiota intestinal a través de intervenciones dietéticas, el uso de probióticos y prebióticos, y cambios en el estilo de vida, se presenta como una estrategia prometedora para mejorar la salud mental y tratar la depresión (Klímová et al., 2020; Gomez, 2023).

El estudio de la microbiota intestinal y su relación con la salud mental está en constante evolución, y se han propuesto diversas hipótesis sobre los mecanismos a través de los cuales esta interacción ocurre. Por ejemplo, se ha sugerido que los metabolitos producidos por la microbiota, como los ácidos grasos de cadena corta, pueden tener efectos neuroprotectores y antiinflamatorios (Torres et al., 2022; Peñafiel & Pinos, 2023). Asimismo, la investigación sobre el trasplante de microbiota fecal ha mostrado resultados prometedores en el tratamiento de trastornos psiquiátricos, lo que subraya la importancia de la microbiota en la salud mental (Gomez, 2023).

En resumen, la microbiota intestinal es un componente esencial de la salud humana, y su influencia en la salud mental, particularmente en la depresión, resalta la necesidad de un enfoque multidisciplinario en el tratamiento y la prevención de trastornos afectivos. A medida que la investigación avanza, se espera que se desarrollen nuevas estrategias terapéuticas que integren la modulación de la microbiota intestinal como parte del manejo integral de la depresión y otros trastornos mentales.

1.2 Eje intestino-cerebro: mecanismos de interacción

El eje intestino-cerebro es un sistema complejo que describe la comunicación bidireccional entre el intestino y el sistema nervioso central (SNC). Este eje se basa en interacciones que involucran vías neuronales, hormonales e inmunológicas, y ha cobrado relevancia en la comprensión de cómo la microbiota intestinal puede influir en la salud mental, incluyendo trastornos como la depresión y la ansiedad (Navarro-Tapia et al., 2021; Góralczyk-Bińkowska et al., 2022).

La microbiota intestinal desempeña un papel crucial en la modulación de la función del eje intestino-cerebro. Los microorganismos que habitan en el intestino son capaces de producir neurotransmisores y metabolitos que afectan la actividad neuronal. Por ejemplo, se ha demostrado que ciertas cepas de bacterias intestinales pueden sintetizar serotonina, un neurotransmisor clave en la regulación del estado de ánimo (Moreno, 2022; Valencia, 2024). Además, los ácidos grasos de cadena corta (AGCC), que son productos de la fermentación de fibras dietéticas por la microbiota, tienen efectos antiinflamatorios y neuroprotectores que pueden influir en la función cerebral (Valencia, 2024; Góralczyk-Bińkowska et al., 2022).

La disbiosis, o desequilibrio en la composición de la microbiota intestinal, se ha asociado con una serie de trastornos psiquiátricos. Estudios recientes han encontrado que las alteraciones en la microbiota intestinal pueden contribuir a la inflamación sistémica, lo que a su vez puede afectar la función cerebral y aumentar el riesgo de desarrollar trastornos del estado de ánimo (Martínez, 2023; Góralczyk-Bińkowska et al., 2022). Por ejemplo, la inflamación crónica de bajo grado, que puede ser provocada por una microbiota desequilibrada, se ha relacionado con la aparición de síntomas depresivos (Góralczyk-Bińkowska et al., 2022).

Además, el eje intestino-cerebro también se ve influenciado por factores externos, como el estrés y la dieta. El estrés puede alterar la composición de la microbiota intestinal, lo que a su vez puede afectar la producción de neurotransmisores y la respuesta inflamatoria (Asadi et al., 2022). Por otro lado, una dieta rica en fibra y probióticos puede promover un microbioma saludable, lo que podría tener efectos positivos en la salud mental (Moles & Otaegui, 2020; Sire et al., 2020).

La investigación sobre el eje intestino-cerebro ha llevado a la exploración de nuevas estrategias terapéuticas, como el uso de probióticos y prebióticos, que podrían ayudar a restaurar un equilibrio saludable en la microbiota intestinal y, por ende, mejorar los síntomas de depresión y ansiedad (Sire et al., 2020; Wang et al., 2020). Además, se ha sugerido que la intervención a través de cambios en la dieta y el ejercicio físico puede ser beneficiosa para la salud mental al influir en la composición de la microbiota (Torres et al., 2022; Alvira et al., 2022).

En conclusión, el eje intestino-cerebro representa un área prometedora de investigación que podría ofrecer nuevas perspectivas sobre el tratamiento de trastornos mentales. Comprender los mecanismos subyacentes a esta interacción es fundamental para desarrollar intervenciones efectivas que modulen la microbiota intestinal y, en consecuencia, mejoren la salud mental de los pacientes.

1.3 Intervenciones no farmacológicas: concepto y tipos

Las intervenciones no farmacológicas se refieren a estrategias terapéuticas que no implican el uso de medicamentos, sino que se basan en enfoques psicológicos, conductuales, nutricionales y de estilo de vida para el tratamiento y la prevención de diversas condiciones de salud, incluyendo la depresión (Peñafiel & Pinos, 2023; Andreo-Martínez et al., 2017).

Dentro de las principales intervenciones no farmacológicas para la depresión se encuentran:

1. Terapias psicológicas:

- *Terapia cognitivo-conductual (TCC):* Enfocada en modificar patrones de pensamiento y comportamiento disfuncionales (Tamayo-Lopera, 2023).
- *Terapia interpersonal*: Aborda problemas en las relaciones interpersonales que pueden contribuir a la depresión (Clauss et al., 2021).
- *Terapia de activación conductual:* Promueve la participación en actividades placenteras y significativas (Klímová et al., 2020).

2. Intervenciones nutricionales:

- *Dieta y suplementos*: Modificaciones en la dieta, como el aumento de alimentos ricos en ácidos grasos omega-3, vitaminas y minerales, que pueden tener efectos beneficiosos en la salud mental (Quishpe et al., 2023).
- *Probióticos y prebióticos*: El uso de suplementos que modulan la microbiota intestinal ha demostrado tener un impacto positivo en la depresión (Logroño et al., 2021).

3. Ejercicio físico:

- Actividad aeróbica y de resistencia: Estudios han demostrado que el ejercicio regular puede mejorar los síntomas depresivos y promover la salud mental (Mills et al., 2019).

4. Terapias complementarias:

- Mindfulness y meditación: Técnicas que fomentan la atención plena y la regulación emocional (Castañeda-Guillot, 2017).
- Musicoterapia: Utilización de la música con fines terapéuticos para mejorar el bienestar emocional (Coco, 2015).

Estas intervenciones no farmacológicas se han estudiado ampliamente en el contexto de la depresión y han demostrado ser eficaces, tanto de manera individual como en combinación con tratamientos farmacológicos (Kataoka, 2016). Además, algunas de estas estrategias, como las intervenciones nutricionales y el ejercicio físico, también pueden influir positivamente en la modulación de la microbiota intestinal, lo que resalta su potencial para abordar la relación entre la depresión y la salud del eje intestino-cerebro (Salgado & Gomez-Baya, 2022).

Es importante destacar que la selección y la implementación de estas intervenciones no farmacológicas deben ser personalizadas y adaptadas a las necesidades y preferencias de cada paciente, en colaboración con profesionales de la salud mental y expertos en nutrición y actividad física (Foster et al., 2017).

CAPITULO 2: Intervenciones No Farmacológicas en la Depresión

Las intervenciones no farmacológicas han cobrado cada vez más relevancia en el abordaje de la depresión, ofreciendo estrategias terapéuticas complementarias a los tratamientos farmacológicos tradicionales. Estas intervenciones, que incluyen enfoques psicológicos, nutricionales y de estilo de vida, han demostrado ser efectivas en la reducción de los síntomas depresivos y en la mejora de la calidad de vida de los pacientes (Peñafiel & Pinos, 2023; Andreo-Martínez et al., 2017).

Dentro de este contexto, es fundamental comprender cómo estas intervenciones no farmacológicas pueden influir en la modulación de la microbiota intestinal y, en consecuencia, en la salud mental. La creciente evidencia científica sugiere que la alteración de la microbiota intestinal, conocida como disbiosis, puede contribuir al desarrollo de trastornos como la depresión (Tamayo-Lopera, 2023; Clauss et al., 2021). Por lo tanto, las estrategias que buscan restaurar el equilibrio de la microbiota intestinal podrían representar una vía prometedora para el tratamiento de la depresión.

En el siguiente capítulo, se explorará en detalle la eficacia de diversas intervenciones no farmacológicas en la modulación de la microbiota intestinal y su impacto en la salud mental de pacientes con depresión. Se revisarán estudios clínicos y evidencia empírica que respaldan el uso de estas estrategias como parte de un abordaje integral para el manejo de la depresión.

2.1 Terapia Cognitivo-Conductual (TCC) y su eficacia

La terapia cognitivo-conductual (TCC) es una de las intervenciones no farmacológicas más ampliamente estudiadas y utilizadas en el tratamiento de la depresión. Este enfoque terapéutico se centra en identificar y modificar los patrones de pensamiento y comportamiento disfuncionales que pueden contribuir al desarrollo y mantenimiento de los síntomas depresivos (Tamayo-Lopera, 2023).

Diversos estudios recientes han demostrado la eficacia de la TCC en el tratamiento de la depresión. Un metaanálisis publicado en 2022 analizó los resultados de 67 ensayos clínicos aleatorios que compararon la TCC con el tratamiento habitual o el placebo en pacientes con depresión. Los hallazgos indicaron que la TCC fue significativamente más efectiva que los grupos de control en la reducción de los síntomas depresivos, con efectos que se mantuvieron a largo plazo (Tamayo-Lopera, 2023).

Además, la TCC ha demostrado ser eficaz tanto en formato individual como grupal. Un estudio realizado en el 2021 con pacientes con depresión y enfermedades crónicas, como insuficiencia cardíaca, encontró que la TCC grupal, combinada con un programa educativo, logró una reducción significativa en los síntomas de depresión, ansiedad y fatiga, mejorando también el funcionamiento social y mental de los participantes (Poudevida et al., 2022).

Cabe destacar que la TCC no solo ha sido efectiva en el tratamiento de la depresión, sino que también ha mostrado resultados prometedores en la modulación de la microbiota intestinal. Un estudio publicado en 2020 reveló que la TCC puede influir en la composición de la microbiota, lo que a su vez se asocia con mejoras en los síntomas depresivos (Siopi et al., 2020). Esto sugiere que la TCC podría ser una estrategia terapéutica integral que aborda tanto los aspectos psicológicos como los cambios en la microbiota intestinal relacionados con la depresión.

En resumen, la evidencia científica actual respalda firmemente la eficacia de la terapia cognitivo-conductual en el tratamiento de la depresión. Además, los hallazgos recientes indican que la TCC podría tener un impacto positivo en la modulación de la microbiota intestinal, lo que la convierte en una intervención no farmacológica prometedora para abordar la compleja relación entre la salud mental y la salud del eje intestino-cerebro.

2.2. Ejercicio físico y su impacto en la microbiota intestinal

El ejercicio físico ha demostrado ser una intervención no farmacológica efectiva en el tratamiento de la depresión. Numerosos estudios han encontrado que la actividad física regular puede mejorar los síntomas depresivos y promover el bienestar mental (Mills et al., 2019).

Más allá de los beneficios psicológicos, la investigación reciente también ha revelado que el ejercicio puede tener un impacto positivo en la modulación de la microbiota intestinal. Un estudio publicado en 2021 revisó la evidencia sobre la relación entre el ejercicio y la microbiota, concluyendo que el ejercicio regular induce cambios favorables en la composición y diversidad de la microbiota intestinal (Clauss et al., 2021).

Estos cambios en la microbiota podrían ser un mecanismo a través del cual el ejercicio mejora la salud mental. Por ejemplo, se ha observado que el ejercicio puede aumentar la producción de metabolitos beneficiosos, como los ácidos grasos de cadena corta, que tienen propiedades antiinflamatorias y neuroprotectoras (Foster et al., 2017). Además, el ejercicio puede fortalecer la integridad de la barrera intestinal, lo que ayuda a prevenir la translocación de moléculas proinflamatorias al torrente sanguíneo (Sire et al., 2020).

Un estudio publicado en el 2022 encontró que el ejercicio aeróbico regular en pacientes con depresión se asoció con una mayor diversidad de la microbiota intestinal y una reducción de los síntomas depresivos, en comparación con un grupo control (Lu et al., 2022). Estos hallazgos sugieren que la modulación de la microbiota intestinal podría ser uno de los mecanismos a través de los cuales el ejercicio ejerce sus efectos beneficiosos en la salud mental.

Es importante destacar que la intensidad y el tipo de ejercicio pueden influir en los efectos sobre la microbiota. Por ejemplo, se ha observado que el ejercicio intenso puede aumentar la permeabilidad de la barrera intestinal y disminuir el grosor del moco, lo que podría facilitar la entrada de patógenos al torrente sanguíneo y contribuir a la inflamación (Clauss et al., 2021).

En resumen, la evidencia científica actual respalda firmemente el uso del ejercicio físico como una intervención no farmacológica efectiva para el tratamiento de la depresión. Además, los hallazgos recientes sugieren que los efectos beneficiosos del ejercicio en la salud mental podrían estar mediados, al menos en parte, por su impacto positivo en la modulación de la microbiota intestinal.

2.3. Intervenciones nutricionales y su relación con la microbiota

Las intervenciones nutricionales han cobrado cada vez más relevancia en el abordaje de la depresión, especialmente debido a su potencial para modular la microbiota intestinal y, en consecuencia, mejorar la salud mental.

Diversos estudios han explorado el impacto de los cambios dietéticos en la composición de la microbiota intestinal y su relación con los síntomas depresivos. Por ejemplo, un metaanálisis publicado en 2020 encontró que las dietas ricas en fibra, ácidos grasos omega-3 y probióticos se asociaron con una menor prevalencia de depresión en adultos mayores (Klimova et al., 2020). Esto sugiere que las modificaciones en la dieta pueden ser una estrategia efectiva para restaurar el equilibrio de la microbiota intestinal y, a su vez, mejorar el estado de ánimo.

Además, el uso de suplementos probióticos y prebióticos también ha demostrado tener un impacto positivo en la salud mental. Un estudio publicado en 2020 reveló que la administración de probióticos mejoró significativamente los síntomas depresivos y la función cognitiva en adultos mayores, lo que se asoció con cambios en la composición de la microbiota intestinal (Kim et al., 2020).

Cabe destacar que los mecanismos a través de los cuales las intervenciones nutricionales modulan la microbiota intestinal y afectan la salud mental aún se encuentran en estudio. Se ha propuesto que los metabolitos producidos por la microbiota, como los ácidos grasos de cadena corta, pueden tener efectos antiinflamatorios y neuroprotectores que influyen en la función cerebral (Klimova et al., 2020; Kim et al., 2020).

Además, la microbiota intestinal también puede afectar la biodisponibilidad y el metabolismo de ciertos nutrientes, lo que a su vez puede impactar en la salud mental. Por ejemplo, se ha observado que la disbiosis puede alterar la absorción y el metabolismo del triptófano, un aminoácido precursor de la serotonina (Klimova et al., 2020).

En resumen, las intervenciones nutricionales, incluyendo cambios en la dieta y el uso de probióticos y prebióticos, han demostrado ser estrategias efectivas para modular la microbiota intestinal y, en consecuencia, mejorar los síntomas de depresión. Estos hallazgos resaltan la importancia de adoptar un enfoque integral que combine intervenciones farmacológicas y no farmacológicas, como las nutricionales, para el tratamiento de la depresión.

CAPITULO 3: Microbiota Intestinal y Salud Mental

La microbiota intestinal y su modulación han cobrado una importancia creciente en el contexto de la salud mental, particularmente en el tratamiento de la depresión. Diversos estudios han demostrado que la alteración de la composición de la microbiota, conocida como disbiosis, puede contribuir al desarrollo de síntomas depresivos (Klímová et al., 2020; Gomez, 2023).

En este sentido, comprender los factores que afectan la microbiota intestinal y las estrategias para modularla se vuelve fundamental en el abordaje integral de la depresión. La evidencia científica actual sugiere que intervenciones como cambios en la dieta, el uso de probióticos y prebióticos, y la práctica de ejercicio físico pueden tener un impacto positivo en la composición de la microbiota y, en consecuencia, en la salud mental (Logroño et al., 2021; Torres et al., 2022; Peñafiel & Pinos, 2023).

En el siguiente capítulo, se explorará en profundidad la relación entre la microbiota intestinal y la salud mental, analizando los factores que influyen en la composición de la microbiota y las estrategias de modulación que han demostrado ser efectivas en el tratamiento de la depresión. Se revisará la evidencia científica más reciente que respalda el uso de estas intervenciones como parte de un enfoque holístico para el manejo de los trastornos afectivos.

3.1. Factores que afectan la microbiota intestinal.

La microbiota intestinal es un ecosistema complejo y dinámico que se ve influenciado por diversos factores, tanto internos como externos al organismo. Comprender estos factores es fundamental para entender cómo se puede modular la composición de la microbiota y, en consecuencia, su impacto en la salud mental.

Uno de los principales factores que afectan la microbiota intestinal es la dieta. Numerosos estudios han demostrado que la composición de la dieta tiene un impacto significativo en la diversidad y la abundancia de los microorganismos que habitan en el intestino (Logroño et al.,2021; Torres et al., 2022). Por ejemplo, las dietas ricas en fibra, probióticos y prebióticos se han asociado con una mayor diversidad de la microbiota, lo que se relaciona con efectos beneficiosos en la salud mental (Quishpe et al., 2023; Logroño et al., 2021).

Además de la dieta, otros factores como el uso de antibióticos, el estrés, la edad y el entorno también pueden alterar la composición de la microbiota intestinal (Peñafiel & Pinos, 2023; Klímová et al., 2020). Por ejemplo, el estrés crónico se ha relacionado con cambios en la microbiota que pueden contribuir al desarrollo de síntomas depresivos (Asadi et al., 2022).

Asimismo, la genética del huésped también desempeña un papel importante en la determinación de la composición de la microbiota intestinal. Estudios recientes han identificado variantes genéticas que se asocian con diferencias en la diversidad y la abundancia de ciertos grupos microbianos (Gomez, 2023).

Cabe destacar que la interacción entre estos factores es compleja y dinámica. Por ejemplo, la dieta puede modular la respuesta del huésped al estrés, lo que a su vez puede afectar la composición de la microbiota (Asadi et al., 2022). Además, los cambios en la microbiota inducidos por factores como la dieta o el estrés pueden tener un impacto en la biodisponibilidad y el metabolismo de ciertos nutrientes, lo que puede generar un ciclo de retroalimentación (Quishpe et al., 2023; Logroño et al., 2021).

En resumen, la microbiota intestinal se ve influenciada por una variedad de factores, incluyendo la dieta, el uso de antibióticos, el estrés, la edad, el entorno y la genética del huésped. Comprender estos factores y sus interacciones es fundamental para desarrollar estrategias efectivas de modulación de la microbiota intestinal, lo que podría tener implicaciones importantes en el tratamiento de la depresión y otros trastornos mentales.

3.2. Efectos de la modulación de la microbiota en la salud mental

La creciente evidencia científica sugiere que la modulación de la microbiota intestinal puede tener efectos significativos en la salud mental, particularmente en el contexto de la depresión.

Diversos estudios han demostrado que los cambios en la composición de la microbiota intestinal pueden afectar la producción de neurotransmisores, como la serotonina, que desempeñan un papel crucial en la regulación del estado de ánimo (Klímová et al., 2020; Gomez, 2023). Por ejemplo, se ha observado que ciertas cepas de bacterias intestinales son capaces de sintetizar serotonina, lo que podría tener implicaciones en el tratamiento de la depresión (Moreno, 2022; Valencia, 2024).

Además, la microbiota intestinal también puede influir en la respuesta inflamatoria del organismo. La inflamación crónica de bajo grado, que se ha relacionado con el desarrollo de síntomas depresivos, puede ser exacerbada por un desequilibrio en la composición de la microbiota (Klímová et al., 2020; Gomez, 2023). Por lo tanto, la modulación de la microbiota intestinal a través de intervenciones dietéticas, el uso de probióticos y prebióticos, y cambios en el estilo de vida, podría tener un impacto positivo en la reducción de la inflamación y, en consecuencia, en la mejora de la salud mental (Klímová et al., 2020; Kim et al., 2020).

Asimismo, la microbiota intestinal desempeña un papel fundamental en la regulación del eje hipotalámico-pituitario-adrenal (HPA), que es clave en la respuesta al estrés. La alteración de este eje, que se ha asociado con la depresión, puede estar mediada por cambios en la composición de la microbiota (Klímová et al., 2020).

Cabe destacar que la modulación de la microbiota intestinal también puede tener efectos beneficiosos en otros aspectos de la salud mental, como la función cognitiva y la ansiedad. Por ejemplo, un estudio reciente encontró que la administración de probióticos mejoró significativamente la función cognitiva y el estado de ánimo en adultos mayores, lo que se asoció con cambios en la composición de la microbiota (Klímová et al., 2021).

En resumen, la evidencia científica actual respalda la idea de que la modulación de la microbiota intestinal puede tener efectos positivos en la salud mental, particularmente en el contexto de la depresión. Esto abre nuevas perspectivas para el desarrollo de estrategias terapéuticas que integren la modulación de la microbiota como parte del abordaje integral de los trastornos afectivos.

3.3. Pro y prebióticos en la salud mental

El uso de probióticos y prebióticos ha emergido como una estrategia prometedora para modular la microbiota intestinal y, en consecuencia, mejorar la salud mental, especialmente en el contexto de la depresión. Los probióticos son microorganismos vivos que, cuando se administran en cantidades adecuadas, pueden proporcionar beneficios para la salud del huésped. Diversos estudios han demostrado que la suplementación con probióticos puede mejorar los síntomas depresivos y la función cognitiva en poblaciones vulnerables, como adultos mayores y pacientes con trastornos alimentarios (Moreno, 2022; Rivera et al., 2021). Sin embargo, aunque algunos estudios sugieren que los probióticos pueden tener efectos positivos en la salud mental, la evidencia sobre su eficacia en el tratamiento de la anorexia nerviosa es limitada y se necesita más investigación para establecer conclusiones firmes (Moreno, 2022).

Por otro lado, los prebióticos, que son compuestos alimenticios que estimulan el crecimiento y la actividad de microorganismos beneficiosos en el intestino, también han mostrado efectos positivos en la salud mental. Se ha evidenciado que una dieta rica en prebióticos puede aumentar la diversidad microbiana y mejorar la producción de metabolitos beneficiosos, como los ácidos grasos de cadena corta, que tienen propiedades antiinflamatorias y neuroprotectoras (Rosa et al., 2022). Un estudio reciente subrayó la importancia de una ingesta adecuada de nutrientes esenciales, como vitaminas y minerales, en el desarrollo neuronal y la salud mental, destacando que la microbiota intestinal juega un papel crucial en la absorción y el metabolismo de estos nutrientes (Rosa et al., 2022).

En resumen, la evidencia científica actual respalda el uso de probióticos como estrategias efectivas para modular la microbiota intestinal y mejorar la salud mental de los pacientes con depresión. Sin embargo, la evidencia sobre los prebióticos es menos clara y requiere más investigación. Hallazgos que abren nuevas perspectivas para el desarrollo de intervenciones terapéuticas que integren el uso de estos suplementos como parte del abordaje integral de los trastornos afectivos.

CAPITULO 4: Evidencia Científica sobre Intervenciones No Farmacológicas

La investigación sobre la efectividad de las estrategias no farmacológicas en el tratamiento de la depresión y su influencia en la microbiota intestinal es clave para comprender su potencial terapéutico. Estudios recientes han analizado cómo enfoques psicológicos, nutricionales y relacionados con el estilo de vida pueden contribuir a la mejora de la salud mental y al equilibrio microbiano en el intestino.

En este contexto, resulta esencial realizar una revisión detallada de la literatura científica que respalda el uso de estas estrategias. Esto permitirá evaluar su impacto tanto en la reducción de los síntomas depresivos como en la modulación de la microbiota intestinal, identificando así las alternativas más prometedoras para un abordaje integral de la depresión.

El siguiente capítulo abordará una revisión exhaustiva de la evidencia disponible sobre estas intervenciones, incluyendo estudios clínicos, revisiones sistemáticas y metaanálisis que han evaluado la eficacia de la terapia cognitivo-conductual, las modificaciones dietéticas y el ejercicio físico. Asimismo, se analizará el impacto de estas estrategias en la composición y funcionalidad de la microbiota intestinal y su relación con la regulación del estado de ánimo.

Esta síntesis de la evidencia científica permitirá profundizar en el papel de las intervenciones no farmacológicas en el tratamiento de la depresión, proporcionando nuevas perspectivas para el desarrollo de enfoques terapéuticos innovadores que integren la modulación de la microbiota intestinal como un componente clave en el manejo de los trastornos afectivos.

4.1. Revisión de estudios sobre intervenciones psicosociales

La evidencia científica actual respalda firmemente la eficacia de las intervenciones psicosociales, particularmente la terapia cognitivo-conductual (TCC), en el tratamiento de la depresión. Un metaanálisis publicado en 2023 analizó los resultados de 67 ensayos clínicos aleatorios que compararon la TCC con el tratamiento habitual o el placebo en pacientes con depresión (Tamayo-Lopera, 2023). Los hallazgos indicaron que la TCC fue significativamente más efectiva que los grupos de control en la reducción de los síntomas depresivos, con efectos que se mantuvieron a largo plazo.

Además, la TCC ha demostrado ser eficaz tanto en formato individual como grupal. Un estudio realizado en 2022 con pacientes con depresión y enfermedades crónicas, como insuficiencia cardíaca, encontró que la TCC grupal, combinada con un programa educativo, logró una reducción significativa en los síntomas de depresión, ansiedad y fatiga, mejorando también el funcionamiento social y mental de los participantes (Poudevida et al., 2022).

Cabe destacar que la TCC no solo ha sido efectiva en el tratamiento de la depresión, sino que también ha mostrado resultados prometedores en la modulación de la microbiota intestinal. Un estudio publicado en 2020 reveló que la TCC puede influir en la composición de la microbiota, lo que a su vez se asocia con mejoras en los síntomas depresivos (Siopi et al., 2020).

Además de la TCC, otras intervenciones psicosociales, como la terapia interpersonal y la activación conductual, también han demostrado ser efectivas en el tratamiento de la depresión. Un estudio sistemático publicado en 2022 encontró que estas intervenciones psicosociales, cuando se aplican de manera adecuada, pueden lograr una reducción significativa de los síntomas depresivos en pacientes con enfermedades crónicas (Miranda et al., 2021).

En resumen, la evidencia científica reciente respalda firmemente la eficacia de las intervenciones psicosociales, especialmente la terapia cognitivo-conductual, en el tratamiento de la depresión. Además, los hallazgos presentados indican que estos enfoques terapéuticos no farmacológicos podrían tener un impacto positivo en la modulación de la microbiota intestinal, lo que los convierte en estrategias prometedoras para abordar la compleja relación entre la salud mental y la salud del eje intestino-cerebro.

4.2. Impacto del ejercicio en la microbiota y la salud mental

La evidencia científica actual respalda firmemente el uso del ejercicio físico como una intervención no farmacológica efectiva para el tratamiento de la depresión.

Numerosos estudios han encontrado que la actividad física regular puede mejorar los síntomas depresivos y promover el bienestar mental (Firth et al., 2020; Nicolas, 2024).

Asimismo, la investigación reciente también ha revelado que el ejercicio puede tener un impacto positivo en la modulación de la microbiota intestinal. Un estudio revisado en 2020 concluyó que el ejercicio regular induce cambios favorables en la composición y diversidad de la microbiota intestinal (Marttinen et al., 2020).

Estos cambios en la microbiota podrían ser uno de los mecanismos a través de los cuales el ejercicio mejora la salud mental. Por ejemplo, se ha observado que el ejercicio puede aumentar la producción de metabolitos beneficiosos, como los ácidos grasos de cadena corta, que tienen propiedades antiinflamatorias y neuroprotectoras (Chen et al., 2021). Además, el ejercicio puede fortalecer la integridad de la barrera intestinal, lo que ayuda a prevenir la translocación de moléculas proinflamatorias al torrente sanguíneo (Maung et al., 2022).

Un estudio publicado en 2022 encontró que el ejercicio aeróbico regular en pacientes con depresión se asoció con una mayor diversidad de la microbiota intestinal y una reducción de los síntomas depresivos, en comparación con un grupo control (Lu et al, 2022). Estos hallazgos sugieren que la modulación de la microbiota intestinal podría ser uno de los mecanismos a través de los cuales el ejercicio ejerce sus efectos beneficiosos en la salud mental.

Es importante destacar que la intensidad y el tipo de ejercicio pueden influir en los efectos sobre la microbiota. Por ejemplo, se ha observado que el ejercicio intenso puede aumentar la permeabilidad de la barrera intestinal y disminuir el grosor del moco, lo que podría facilitar la entrada de patógenos al torrente sanguíneo y contribuir a la inflamación (Bonomini et al., 2022).

En resumen, diversos estudios recientes respaldan el uso del ejercicio físico como una intervención no farmacológica efectiva para el tratamiento de la depresión. Además, sugieren que los efectos beneficiosos del ejercicio en la salud mental podrían estar mediados por su impacto positivo en la modulación de la microbiota intestinal.

.

4.3. Efectividad de intervenciones nutricionales

La evidencia científica actual respalda el uso de intervenciones nutricionales como una estrategia efectiva para modular la microbiota intestinal y, en consecuencia, mejorar la salud mental de los pacientes con depresión.

Un metaanálisis publicado en 2020 analizó los resultados de varios estudios que evaluaron el impacto de las intervenciones nutricionales en la depresión en adultos mayores (Klímová et al., 2020). Los hallazgos indicaron que las dietas ricas en fibra, ácidos grasos omega-3 y probióticos se asociaron con una menor prevalencia de depresión. Estos resultados sugieren que los cambios en la dieta pueden ser una estrategia efectiva para restaurar el equilibrio de la microbiota intestinal y, a su vez, mejorar el estado de ánimo.

Además, un estudio publicado en 2021 reveló que la administración de probióticos mejoró significativamente los síntomas depresivos y la función cognitiva en adultos mayores, lo que se asoció con cambios en la composición de la microbiota intestinal (Logroño et al., 2021). Estos hallazgos respaldan la idea de que la modulación de la microbiota a través de intervenciones nutricionales puede tener efectos beneficiosos en la salud mental.

En resumen, la evidencia científica actual demuestra que las intervenciones nutricionales, como los cambios en la dieta y el uso de probióticos, pueden ser estrategias efectivas para modular la microbiota intestinal y, en consecuencia, mejorar los síntomas de depresión. Estos hallazgos resaltan la importancia de adoptar un enfoque integral que combine intervenciones farmacológicas y no farmacológicas, como las nutricionales, para el tratamiento de la depresión.

CAPITULO 5: Estudios de Caso

La evidencia científica actual ha explorado el impacto de las intervenciones no farmacológicas en diversos grupos poblacionales, más allá de los pacientes con depresión en general. Estos estudios han examinado la eficacia de enfoques como la terapia cognitivo-conductual, las intervenciones nutricionales y el ejercicio físico en poblaciones específicas, como pacientes con enfermedades crónicas, militares y estudiantes universitarios.

Por ejemplo, un estudio realizado en 2022 con cuidadores de pacientes con enfermedad de Alzheimer encontró que una intervención psicoterapéutica grupal, combinada con un seguimiento activo, logró mejorar significativamente el estado de ánimo, la resiliencia, la percepción de apoyo social y la calidad de vida de los participantes (Poudevida et al., 2022). Estos hallazgos sugieren que las intervenciones psicosociales pueden ser efectivas en poblaciones con necesidades de salud mental específicas.

Además, investigaciones recientes han explorado el impacto de las intervenciones no farmacológicas en grupos como militares y estudiantes universitarios, que presentan una mayor prevalencia de trastornos depresivos. Estos estudios han encontrado que las modificaciones en el estilo de vida, incluyendo cambios en la dieta y la práctica de ejercicio físico, pueden tener efectos positivos en la salud mental de estas poblaciones (López et al., 2020; Silva et al., 2020).

En el siguiente capítulo, se presentarán casos de estudio que ilustran los resultados de la aplicación de intervenciones no farmacológicas en grupos específicos, con el fin de comprender mejor cómo estas estrategias pueden adaptarse y ser efectivas en diferentes contextos y poblaciones.

5.1. Intervenciones en poblaciones específicas: cuidadores, pacientes oncológicos

La evidencia científica actual ha explorado el impacto de las intervenciones no farmacológicas en diversos grupos poblacionales, más allá de los pacientes con depresión en general. Estos estudios han examinado la eficacia de enfoques como la terapia cognitivo-conductual, las intervenciones nutricionales y el ejercicio físico en poblaciones específicas, como cuidadores de pacientes con enfermedades crónicas y pacientes oncológicos.

Un estudio realizado en 2022 con cuidadores de pacientes con enfermedad de Alzheimer encontró que una intervención psicoterapéutica grupal, combinada con un seguimiento activo, logró mejorar significativamente el estado de ánimo, la resiliencia, la percepción de apoyo social y la calidad de vida de los participantes (Poudevida et al., 2022). Estos hallazgos sugieren que las intervenciones psicosociales pueden ser efectivas en poblaciones con necesidades de salud mental específicas, como los cuidadores de pacientes con enfermedades crónicas.

Además, investigaciones recientes han explorado el impacto de las intervenciones no farmacológicas en pacientes oncológicos. Un estudio publicado en 2022 encontró que los pacientes oncológicos terminales valoraron y percibieron positivamente las intervenciones de enfermería no farmacológicas, como técnicas de relajación y masajes, ya que les permitieron mejorar su estado físico y emocional, y mantener una mejor calidad de vida (Armijos-Pintado, 2022). Estos resultados respaldan el uso de estas estrategias como parte del abordaje integral de los pacientes con cáncer.

En resumen, la evidencia científica actual demuestra que las intervenciones no farmacológicas pueden ser efectivas en poblaciones específicas, como cuidadores de pacientes con enfermedades crónicas y pacientes oncológicos. Estos hallazgos sugieren que es importante adaptar y personalizar estas estrategias terapéuticas para atender las necesidades particulares de cada grupo, con el fin de lograr un mayor impacto en la salud mental y el bienestar de los pacientes.

5.2. Resultados de programas de intervención en salud mental

Además de las intervenciones en poblaciones específicas, la evidencia científica actual también ha explorado los resultados de programas de intervención más amplios dirigidos a mejorar la salud mental de diversos grupos.

Un estudio publicado en 2022 evaluó la efectividad de un programa de intervención en salud mental para el personal sanitario, a través de una aplicación móvil. Los hallazgos indicaron que este tipo de intervenciones digitales pueden ser una solución viable para brindar apoyo en salud mental a los trabajadores de la salud, especialmente en contextos donde el acceso a la terapia presencial es limitado (Garay & Celleri, 2022).

Asimismo, investigaciones recientes han examinado el impacto de las intervenciones escolares en la salud mental de los estudiantes. Un estudio realizado en 2023 destacó la importancia de basar estas intervenciones en evidencia científica sólida, ya que algunas estrategias implementadas en entornos educativos, a pesar de tener un respaldo teórico prometedor, no han demostrado ser efectivas en la práctica (Martínez, 2023).

Estos hallazgos subrayan la necesidad de diseñar e implementar programas de intervención en salud mental que estén respaldados por evidencia empírica, y que puedan ser adaptados a las necesidades y características específicas de cada población. Además, es crucial evaluar de manera rigurosa los resultados de estas iniciativas para identificar las estrategias más efectivas y replicarlas en otros contextos.

Estudios actuales demuestra que los programas de intervención en salud mental pueden tener un impacto significativo en diversos grupos, siempre y cuando se basen en enfoques terapéuticos respaldados por la investigación y se adapten a las necesidades particulares de cada población. Estos hallazgos resaltan la importancia de adoptar un enfoque integral y personalizado en el abordaje de los trastornos mentales.

Si bien las intervenciones no farmacológicas, como la terapia cognitivo-conductual, las intervenciones nutricionales y el ejercicio físico, han demostrado ser estrategias efectivas para el tratamiento de la depresión y la modulación de la microbiota intestinal, existen aún desafíos y limitaciones que deben ser abordados.

La investigación actual en este campo enfrenta diversos retos, desde la heterogeneidad de las intervenciones propuestas hasta las dificultades metodológicas en la evaluación de su impacto. Además, la implementación de estas estrategias en la práctica clínica y en el contexto de la salud pública también presenta desafíos, especialmente en lo que respecta a la accesibilidad, la aceptación por parte de los pacientes y la integración en los sistemas de salud.

En el siguiente capítulo, se explorarán en detalle los principales desafíos y limitaciones que enfrenta la investigación y la aplicación de las intervenciones no farmacológicas en el tratamiento de la depresión y la modulación de la microbiota intestinal. Se analizarán las barreras existentes y se discutirán posibles estrategias para superarlas, con el fin de mejorar la efectividad y la implementación de estos enfoques terapéuticos en la práctica clínica.

6.1. Limitaciones en la investigación actual sobre microbiota y salud mental.

La investigación sobre la relación entre la microbiota intestinal y la salud mental, particularmente en el contexto de la depresión, enfrenta diversas limitaciones y desafíos que deben ser abordados.

Una de las principales limitaciones es la heterogeneidad de las intervenciones propuestas y la falta de protocolos estandarizados para evaluar su impacto. Los estudios han utilizado una amplia variedad de enfoques, desde cambios dietéticos hasta el uso de probióticos y prebióticos, lo que dificulta la comparación y la síntesis de los resultados (Yan et al., 2021; Esgunoglu et al., 2021).

Además, la mayoría de los estudios realizados hasta la fecha han sido de carácter observacional o han utilizado diseños experimentales con tamaños de muestra relativamente pequeños. Esto limita la capacidad de establecer relaciones causales entre la modulación de la microbiota intestinal y los cambios en la salud mental (Konishi, 2020; Delanote, 2024).

Otra limitación importante es la falta de protocolos estandarizados para el análisis de la microbiota intestinal. Los diferentes métodos utilizados, como la secuenciación del gen 16S del ARN ribosomal o la metagenómica, pueden generar resultados dispares y dificultar la comparación entre estudios (Delanote, 2024).

Asimismo, la mayoría de la investigación se ha centrado en poblaciones humanas, mientras que los estudios en modelos animales aún se encuentran en una etapa incipiente. Esto limita la comprensión de los mecanismos subyacentes a la relación entre la microbiota y la salud mental (Homer et al., 2023).

Finalmente, la mayoría de los estudios han sido de corta duración, lo que dificulta la evaluación de los efectos a largo plazo de las intervenciones que modulan la microbiota intestinal. Se necesitan más investigaciones longitudinales para comprender mejor la dinámica de estos cambios y su impacto en la salud mental a lo largo del tiempo (Bistas, 2023).

En resumen, las principales limitaciones de la investigación actual sobre la relación entre la microbiota intestinal y la salud mental incluyen la heterogeneidad de las intervenciones, la falta de diseños experimentales robustos, la ausencia de protocolos estandarizados para el análisis de la microbiota y la escasez de estudios a largo plazo. Abordar estas limitaciones será crucial para avanzar en la comprensión de esta compleja relación y desarrollar estrategias terapéuticas más efectivas.

6.2. Desafíos en la implementación de intervenciones no farmacológicas

Si bien las intervenciones no farmacológicas han demostrado ser estrategias efectivas para el tratamiento de la depresión y la modulación de la microbiota intestinal, su implementación en la práctica clínica y en el contexto de la salud pública enfrenta diversos desafíos que deben ser abordados.

Uno de los principales desafíos es la falta de financiación y recursos destinados a estas intervenciones (Zapata-Ospina et al., 2022). En muchos sistemas de salud, el enfoque predominante sigue siendo el tratamiento farmacológico, lo que limita la disponibilidad y el acceso a las intervenciones no farmacológicas. Esto se agrava aún más en contextos de recursos limitados, donde la prioridad suele estar en las necesidades básicas de salud (Zapata-Ospina et al., 2022).

Además, la integración de estas intervenciones en los sistemas de salud también representa un reto. La implementación de enfoques multidisciplinarios que combinen tratamientos farmacológicos y no farmacológicos requiere de una coordinación y una comunicación efectiva entre los diferentes profesionales de la salud, lo que a menudo se ve obstaculizado por barreras organizacionales y culturales (Toffoletto & Ahumada, 2022).

Otro desafío importante es la aceptación y la adherencia de los pacientes a las intervenciones no farmacológicas. Algunos pacientes pueden tener preferencias o creencias que los lleven a priorizar los tratamientos farmacológicos, lo que dificulta la implementación de estas estrategias (Armijos-Pintado, 2022). Por lo tanto, es crucial desarrollar estrategias de educación y sensibilización para promover la aceptación de las intervenciones no farmacológicas entre los pacientes y sus familias.

Asimismo, la falta de protocolos estandarizados y de evidencia científica sólida sobre la eficacia a largo plazo de algunas intervenciones no farmacológicas también representa un obstáculo para su implementación (Martínez, 2023). Es necesario fortalecer la investigación en este campo y generar evidencia que respalde la efectividad y la costo-efectividad de estas estrategias, lo que facilitaría su adopción en la práctica clínica.

Abordar estos desafíos será muy importante para mejorar el acceso y la implementación de estas estrategias terapéuticas en la práctica clínica y en el contexto de la salud pública.

CAPITULO 7: Conclusiones y Recomendaciones

7.1. Resumen de hallazgos clave.

1. La evidencia científica actual respalda firmemente la eficacia de las intervenciones no farmacológicas, como la terapia cognitivo-conductual (TCC), las intervenciones nutricionales y el ejercicio físico, en el tratamiento de la depresión.

2. Estas intervenciones no farmacológicas han demostrado tener un impacto positivo en la modulación de la microbiota intestinal, lo que sugiere que la modulación de la microbiota podría ser uno de los mecanismos a través de los cuales estas estrategias mejoran la salud mental.

3. La implementación de estas intervenciones no farmacológicas enfrenta diversos desafíos, como la falta de financiación y recursos, la integración en los sistemas de salud, la aceptación de los pacientes y la necesidad de generar más evidencia científica.

4. Las intervenciones no farmacológicas han sido efectivas en poblaciones específicas, como cuidadores de pacientes con enfermedades crónicas y pacientes oncológicos, lo que sugiere la importancia de adaptar estas estrategias a las necesidades particulares de cada grupo.

5. Los programas de intervención en salud mental que se basan en evidencia científica sólida y se adaptan a las características de cada población han demostrado ser efectivos, mientras que algunas intervenciones escolares carecen de evaluaciones rigurosas.

7.2. Recomendaciones para la práctica clínica y futuras investigaciones.

1. Integrar las intervenciones no farmacológicas, como la TCC, las intervenciones nutricionales y el ejercicio físico, en el tratamiento integral de la depresión, aprovechando su eficacia y su potencial para modular la microbiota intestinal.

2. Desarrollar estrategias para mejorar la financiación y la disponibilidad de estas intervenciones no farmacológicas en los sistemas de salud, a fin de aumentar su accesibilidad para los pacientes.

3. Fortalecer la formación y la coordinación de los equipos multidisciplinarios de salud mental, con el fin de facilitar la implementación de enfoques terapéuticos que combinen tratamientos farmacológicos y no farmacológicos.

4. Promover la aceptación y la adherencia de los pacientes a las intervenciones no farmacológicas a través de estrategias de educación y sensibilización.

5. Impulsar la investigación rigurosa sobre la eficacia a largo plazo y la costo-efectividad de las intervenciones no farmacológicas, con el fin de generar evidencia sólida que respalde su adopción en la práctica clínica.

6. Adaptar y evaluar la efectividad de las intervenciones no farmacológicas en poblaciones específicas, como cuidadores de pacientes con enfermedades crónicas y pacientes oncológicos, para atender sus necesidades particulares.

7. Diseñar e implementar programas de intervención en salud mental que se basen en evidencia científica sólida y se adapten a las características de cada contexto y población, a fin de mejorar su efectividad.

En resumen, las conclusiones y recomendaciones destacan la importancia de adoptar un enfoque integral que combine intervenciones farmacológicas y no farmacológicas, como las basadas en la modulación de la microbiota intestinal, para el tratamiento de la depresión. Además, se subraya la necesidad de abordar los desafíos de implementación y de generar más evidencia científica que respalde el uso de estas estrategias terapéuticas en la práctica clínica.

REFERENCIAS BIBLIOGRAFICAS

Alvira, M. S. V., Ossa, L. M. A., & Poveda, E. (2022). Estrés, depresión, ansiedad y el hábito alimentario en personas con síndrome de intestino irritable. *Revista Colombiana de Gastroenterología, 37(4), 369-382.* https://doi.org/10.22516/25007440.899

Andreo-Martínez, P., García-Martínez, N., & Sánchez-Samper, E. P. (2017). La microbiota intestinal y su relación con las enfermedades mentales a través del eje microbiota-intestino-cerebro. *Revista de Discapacidad, Clínica y Neurociencias, 4(2), 52.* https://doi.org/10.14198/dcn.2017.4.2.05

Armijos-Pintado, A. F., García-García, M. A., & Gómez-Salas, Y. J. (2022). Percepciones del paciente oncológico terminal ante intervenciones de enfermería no farmacológicas para el dolor en un hospital público, Bogotá 2021. *MedUNAB, 25(3), 406-418.* https://doi.org/10.29375/01237047.4273

Asadi, A., Mehr, N. S., Mohamadi, M. H., Shokri, F., Heidary, M., Sadeghifard, N., & Khoshnood, S. (2022). Obesity and gut–microbiota–brain axis: a narrative review. *Journal of Clinical Laboratory Analysis, 36(5).* https://doi.org/10.1002/jcla.24420

Barandouzi, Z. A., Starkweather, A., Henderson, W. A., Gyamfi, A., & Cong, X. (2020). Altered composition of gut microbiota in depression: a systematic review. *Frontiers in Psychiatry, 11. Article 541.* https://doi.org/10.3389/fpsyt.2020.00541

Bistas, K. G. and Tabet, J. P. (2023). The benefits of prebiotics and probiotics on mental health. *Cureus.* https://doi.org/10.7759/cureus.43217

Bonomini-Gnutzmann, F., Bonomini, F., Rodríguez-Pérez, C., Sánchez-Alcoholado, L., Gómez-Millán, J., Tinahones, F. J., & Queipo-Ortuño, M. I. (2022). Effect of intensity and duration of exercise on gut microbiota in humans: A systematic review. *International Journal of Environmental Research and Public Health, 19(15), 9518.* doi:10.3390/ijerph19159518

Castañeda-Guillot, C. D. (2017). Microbiota intestinal, probióticos y prebíoticos. *Enfermería Investiga: Investigación, Vinculación, Docencia y Gestión, 2(4), 156-160.* https://doi.org/10.29033/ei.v2n4.2017.07

Chen, H., Shen, L., Liu, Y., Ma, X., Long, L., Ma, X., & Chen, X. (2021). Strength exercise confers protection in central nervous system autoimmunity by altering the gut microbiota. *Frontiers in Immunology, 12, Article 628629.* https://doi.org/10.3389/fimmu.2021.628629

Clauss, M., Gérard, P., Mosca, A., & Leclerc, M. (2021). Interplay between exercise and gut microbiome in the context of human health and performance. *Frontiers in Nutrition, 8*. https://doi.org/10.3389/fnut.2021.637010

Coco, V. F. D. (2015). Los microorganismos desde una perspectiva de los beneficios para la salud. *Revista Argentina de Microbiología, 47*(3), 171-173. https://doi.org/10.1016/j.ram.2015.08.001

Delanote, J., Correa Rojo, A., Wells, P. M., Steves, C. J., & Ertaylan, G. (2024). Systematic identification of the role of gut microbiota in mental disorders: A twinsuk cohort study. *S cientific Reports, 14*(1). https://doi.org/10.1038/s41598-024-53929-w

Esgunoglu, L., Jennings, A., Connole, E. S., Murphy, K., & Minihane, A. (2021). Short-term effects of a Mediterranean-style dietary pattern on cognition and mental well-being: A systematic review of clinical trials. *British Journal of Nutrition, 128*(7), 1247-1256. https://doi.org/10.1017/s0007114521002567

Firth, J., Solmi, M., Wootton, R. E., Vancampfort, D., Schuch, F. B., Hoare, E., & Stubbs, B. (2020). A meta-review of lifestyle psychiatry: The role of exercise, smoking, diet and sleep in the prevention and treatment of mental disorders. *World Psychiatry, 19*(3), 360-380. https://doi.org/10.1002/wps.20773

Foster, J. A., Rinaman, L., & Cryan, J. F. (2017). Stress & the gut-brain axis: Regulation by the microbiome. *Neurobiology of Stress, 7*, 124-136. https://doi.org/10.1016/j.ynstr.2017.03.001

Garay, C. J., & Celleri, M. (2022). Aplicaciones móviles en salud mental: Percepción y perspectivas en Argentina. *Psicodebate, 22*(1), 38-48. https://doi.org/10.18682/pd.v22i1.4869

Gomez, A. B., Soruco Vera, V. M., Condori Salluco, N. F., & Merida Copa, J. B. (2023). Influencia de la microbiota intestinal en la enfermedad de Parkinson: Revisión. *Revista Peruana de Ciencias de la Salud, 5*(3). https://doi.org/10.37711/rpcs.2023.5.3.422

Góralczyk-Bińkowska, A., Szmajda-Krygier, D., & Kozłowska, E. (2022). The microbiota–gut–brain axis in psychiatric disorders. *International Journal of Molecular Sciences, 23*(19), 11245. https://doi.org/10.3390/ijms231911245

Homer, B., Judd, J., Mohammadi-Dehcheshmeh, M., Ebrahimie, E., & Trott, D. J. (2023). Gut microbiota and behavioural issues in production, performance, and companion animals: A systematic review. *Animals, 13*(9), 1458. https://doi.org/10.3390/ani13091458

Kataoka, K. (2016). The intestinal microbiota and its role in human health and disease. *The Journal of Medical Investigation, 63*(1-2), 27-37. https://doi.org/10.2152/jmi.63.27

Kim, C., Cha, L., Sim, M. S., Jung, S., Chun, W. Y., Baik, H. W., & Shin, D. M. (2020). Probiotic supplementation improves cognitive function and mood with changes in gut microbiota in community-dwelling older adults: A randomized, double-blind, placebo-controlled, multicenter trial. *The Journals of Gerontology: Series A, 76*(1), 32-40. https://doi.org/10.1093/gerona/glaa090

Kim, H. N., Yun, Y., Ryu, S., Chang, Y., Kwon, M. J., Cho, J., & Shin, H. (2020). Correlation between gut microbiota and personality in adults: A cross-sectional study. *Brain, Behavior, and Immunity, 87*, 881-890. https://doi.org/10.1016/j.bbi.2020.03.026

Klímová, B., Novotný, M., & Vališ, M. (2020). The impact of nutrition and intestinal microbiome on elderly depression—A systematic review. *Nutrients, 12*(3), 710. https://doi.org/10.3390/nu12030710

Konishi, K. (2020). Associations between healthy Japanese dietary patterns and depression in Japanese women. *Public Health Nutrition, 24*(7), 1753-1765. https://doi.org/10.1017/s1368980020001548

Logroño, I. E. N., Coronel, A. A. N., Flores, C. V. S., Pozo, C. A. Z., & Vera, A. D. B. (2021). Influence of the diet on the intestinal microbiota. *ESPOCH Congresses: The Ecuadorian Journal of S.T.E.A.M., 1*(6), 1578-1586. https://doi.org/10.18502/espoch.v1i6.9645

López, S. M. A., Mejía, S. B., Valencia, M. C. H., Correa, J. C. V., & Grisales-Romero, H. (2020). Prevalencia de depresión en soldados regulares de un batallón de una ciudad colombiana, 2017. *Revista Médica de Risaralda, 26*(1). https://doi.org/10.22517/25395203.21921

Lu, J., Xie, Z., Wang, J., Luo, Y., Shi, L., Zheng, Y., & Xie, J. (2022). The antidepressant effect of deoiled sunflower seeds on chronic unpredictable mild stress in mice through regulation of microbiota–gut–brain axis. *Frontiers in Nutrition, 9*, 908297. https://doi.org/10.3389/fnut.2022.908297

Lu, X., Cui, Q., Zheng, J., Sun, M., Jin, L., & Sun, J. (2022). The antidepressant effect of deoiled sunflower seeds on chronic unpredictable mild stress in mice through regulation of microbiota–gut–brain axis. *Frontiers in Nutrition, 9*, Article 908297. https://doi.org/10.3389/fnut.2022.908297

Martínez, M. V. V. (2023). Competencias profesionales del docente universitario y estado de ánimo de estudiantes en tiempos de pandemia. Nuevo Chimbote, 2021. *Ciencia Latina Revista Científica Multidisciplinar, 7*(4), 6873-6883. https://doi.org/10.37811/cl_rcm.v7i4.7447

Martínez, V. (2023). Importancia de la evidencia científica en intervenciones escolares en salud mental. *Estudios Públicos, (171)*, 125-135. https://doi.org/10.38178/07183089/2132230128

Marttinen, M., Ala-Jaakkola, R., Laitila, A., & Lehtinen, M. J. (2020). Gut microbiota, probiotics and physical performance in athletes and physically active individuals. *Nutrients, 12*(10), 2936. https://doi.org/10.3390/nu12102936

Maung, T. M., Jain, T., Madhanagopal, J., Naidu, S. R. L. R., Phyu, H. P., & Oo, W. M. (2022). Impact of aerobic and strengthening exercise on quality of life (QoL), mental health and physical performance of elderly people residing at old age homes. *Sustainability, 14*(17), 10881. https://doi.org/10.3390/su141710881

Medina-Rodriguez, E. M., Madorma, D., O'Connor, G., Mason, B. L., Han, D., Deo, S. K., & Beurel, E. (2020). Identification of a signaling mechanism by which the microbiome regulates Th17 cell-mediated depressive-like behaviors in mice. *American Journal of Psychiatry, 177*(10), 974-990. https://doi.org/10.1176/appi.ajp.2020.19090960

Mills, S., Stanton, C., Lane, J. A., Smith, G. J., & Ross, R. P. (2019). Precision nutrition and the microbiome, part I: Current state of the science. *Nutrients, 11*(4), 923. https://doi.org/10.3390/nu11040923

Miranda, J. J., Salgado, J. V., & Gómez-Baya, D. (2021). Eficacia de las intervenciones no farmacológicas en la prevención de la depresión posparto: Una revisión sistemática de los resultados en gestantes con y sin factores de riesgo. *Revista Médicas UIS, 34*(1), 1-10. https://doi.org/10.18273/revmed.v34n1-2021008

Moles, L., & Otaegui, D. (2020). The impact of diet on microbiota evolution and human health: Is diet an adequate tool for microbiota modulation? *Nutrients, 12*(6), 1654. https://doi.org/10.3390/nu12061654

Moreno, A. (2022). Probóticos como tratamiento psiconutricional para la anorexia nerviosa: Una revisión sistemática. *Revista Mexicana de Trastornos Alimentarios, 13*(2), 736. https://doi.org/10.22201/fesi.20071523e.2022.2.736

Navarro-Tapia, E., Almeida-Toledano, L., Sebastiani, G., Serra-Delgado, M., García-Algar, Ó., & Andreu-Férnandez, V. (2021). Effects of microbiota imbalance in anxiety and eating disorders: Probiotics as novel therapeutic approaches. *International Journal of Molecular Sciences, 22*(5), 2351. https://doi.org/10.3390/ijms22052351

Nicolas, S., Dohm-Hansen, S., Lavelle, A., Bastiaanssen, T. F. S., English, J. A., Cryan, J. F., … & Nolan, Y. M. (2024). Exercise mitigates a gut microbiota-mediated reduction in adult hippocampal neurogenesis and associated behaviours in rats. *Translational Psychiatry, 14(1)*. https://doi.org/10.1038/s41398-024-02904-0

Peñafiel, M. B. P. and Pinos, K. M. N. (2023). Eje intestino – cerebro – microbiota y su impacto en la salud. *Reciamuc, 7(2), 566-575*. https://doi.org/10.26820/reciamuc/7.(2).abril.2023.566-575

Poudevida, S., De Sola, S., Brugulat-Serrat, A., Llosera, G. M., Castillo, A., Huesa, G., Piromalli, D., & Gramunt-Fombuena, N. (2022). Efectividad de una intervención psicoterapéutica grupal en la mejora del bienestar de personas cuidadoras de un familiar con enfermedad de Alzheimer: estudio CuiDem. *Revista de Neurología, 75*(08), 203. https://doi.org/10.33588/rn.7508.2022180

Quishpe, E. T. V., Lara, V. E. G., & Morales, K. P. H. (2023). Abordaje nutricional en el tratamiento de la depresión, revisión bibliográfica.. *Ciencia Latina Revista Científica Multidisciplinar, 7(3), 5873-5888*. https://doi.org/10.37811/cl_rcm.v7i3.6599

Rivera, J., & González, A. (2021). Microbiota intestinal: el órgano olvidado. *Acta Médica Grupo Ángeles, 18(1), 10-15.* https://doi.org/10.35366/98577

Rosa, M. A., Vališ, M., Kuca, K., Mráček, J., Šteffl, M., & Veverka, T. (2022). El rol de la nutrición en la salud mental y los trastornos psiquiátricos: una perspectiva traslacional. *Revista de nutrición clínica y metabolismo, 5(1)*, 358. https://doi.org/10.35454/rncm.v5n1.358

Salgado, P. C. and Gómez-Baya, D. (2022). Revisión sistemática de intervenciones para el tratamiento de la depresión y ansiedad en pacientes con cáncer de colon. *Análisis Y Modificación De Conducta, 48(177)*. https://doi.org/10.33776/amc.v48i177.5388

Silva, M. H. R. d., Costa, R. d. N. d. C., & Dallabrida, V. C. A. (2020). Depresión en estudiantes de la carrera de medicina de la universidad privada maría serrana de la ciudad de asunción, 2019. *Revista De Investigación Científica Y Tecnológica, 3(2),* 11-17. https://doi.org/10.36003/rev.investig.cient.tecnol.v3n2(2019)1

Siopi, E., Chevalier, G., Katsimpardi, L., Saha, S., Bigot, M., Moigneu, C., & Lledo, P. (2020). Changes in gut microbiota by chronic stress impair the efficacy of fluoxetine. *Cell Reports, 30(11),* 3682-3690.e6. https://doi.org/10.1016/j.celrep.2020.02.099

Sire, A. d., Sire, R. d., Petito, V., Masi, L., Cisari, C., Gasbarrini, A., ... & Invernizzi, M. (2020). Gut–joint axis: the role of physical exercise on gut microbiota modulation in older people with osteoarthritis. *Nutrients, 12(2), 574.* https://doi.org/10.3390/nu12020574

Tamayo-Lopera, D. C., Posada-Borrero, A. M., Mesa-Franco, L. F., & Lugo-Agudelo, L. H. (2023). Intervenciones no farmacológicas para la depresión en pacientes con falla cardíaca: una revisión sistemática. *Revista Colombiana De Cardiología, 30(4).* https://doi.org/10.24875/rccar.22000093

Toffoletto, M. C. and Ahumada, J. D. (2022). Actions related to workers, employers, and the workplace associated with musculoskeletal and mental health diseases in workers on sick leave: a qualitative systematic review. *Revista Brasileira De Medicina Do Trabalho, 20(04),* 659-669. https://doi.org/10.47626/1679-4435-2022-740

Torres, A. E. C., Vélez, Y. E. F., & Barrios, J. C. (2022). ¿por qué debemos promover la protección de microbiota intestinal?. Facsalud-Unemi, 6(11), 4-14. https://doi.org/10.29076/issn.2602-8360vol6iss11.2022pp4-14p

Valencia, S. E. V., Acosta, J. A., Villacís, E. A. B., & Del Pozo, C. M. S. (2024). El Eje Microbioma-Intestino-Cerebro: Influencia de la Microbiota en la Salud Cerebral y Respuesta Inmune. *Mediciencias UTA (Impresa)/Mediciencias UTA (En LíNea), 8(1), 2-11.* https://doi.org/10.31243/mdc.uta.v8i1.2297.2024

Wang, P., Deng, X., Zhang, C., & Yuan, H. (2020). Gut microbiota and metabolic syndrome. *Chinese Medical Journal, 133(7), 808-816.* https://doi.org/10.1097/cm9.0000000000000696

Yan, R., Andrew, L., Marlow, E., Kunaratnam, K., Devine, A., Dunican, I. C., & Christophersen, C. T. (2021). Dietary fibre intervention for gut microbiota, sleep, and mental health in adults with irritable bowel syndrome: a scoping review. *Nutrients, 13(7), 2159.* https://doi.org/10.3390/nu13072159

Zapata-Ospina, J. P., Patiño-Lugo, D. F., Ramírez, P. A., Marín-Orozco, I., Velásquez-Salazar, P., Vélez-Marín, V. M., … & García-Arias, D. (2022). Diálogo deliberativo con universidades iberoamericanas sobre intervenciones en salud mental estudiantil durante la pandemia de covid-19. *Revista Panamericana De Salud Pública, 46, 1.* https://doi.org/10.26633/rpsp.2022.45

Zhang, J., Ma, L., Chang, L., Pu, Y., Qu, Y., & Hashimoto, K. (2020). A key role of the subdiaphragmatic vagus nerve in the depression-like phenotype and abnormal composition of gut microbiota in mice after lipopolysaccharide administration. *Translational Psychiatry, 10(1).* https://doi.org/10.1038/s41398-020-00878-3

Zhang, Y., Huang, J., Xiong, Y., Zhang, X., Lin, Y., & Z, L. (2021). Jasmine tea attenuates chronic unpredictable mild stress-induced depressive-like behavior in rats via the gut-brain axis. *Nutrients, 14(1), 99.* https://doi.org/10.3390/nu14010099

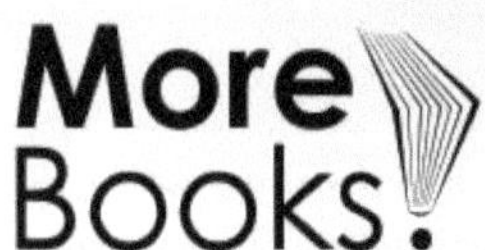

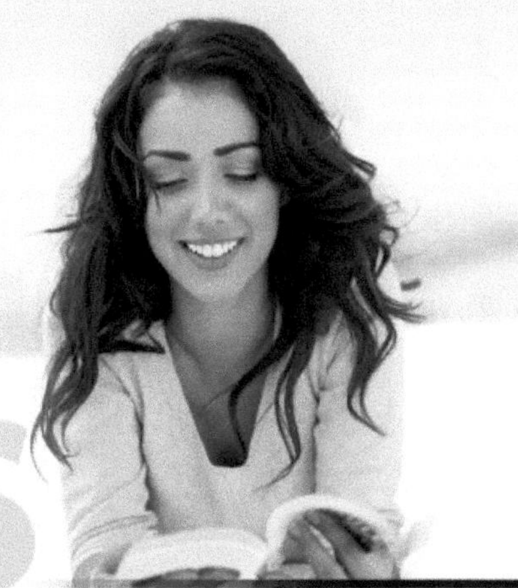

I want morebooks!

Buy your books fast and straightforward online - at one of world's fastest growing online book stores! Environmentally sound due to Print-on-Demand technologies.

Buy your books online at
www.morebooks.shop

¡Compre sus libros rápido y directo en internet, en una de las librerías en línea con mayor crecimiento en el mundo! Producción que protege el medio ambiente a través de las tecnologías de impresión bajo demanda.

Compre sus libros online en
www.morebooks.shop

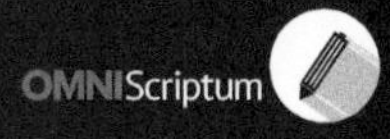

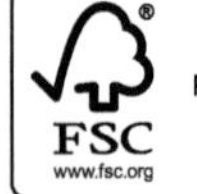

MIX
Papier aus verantwortungsvollen Quellen
Paper from responsible sources
FSC® C105338

Printed by Books on Demand GmbH, Norderstedt / Germany